CONSIDÉRATIONS

SUR

L'ÉTIOLOGIE ET LE TRAITEMENT

DU

GOITRE AIGU

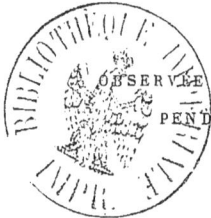

A PROPOS D'UNE ÉPIDÉMIE
OBSERVÉE DANS LA GARNISON DE CLERMONT-FERRAND,
PENDANT LES 2e ET 3e TRIMESTRES DE 1862

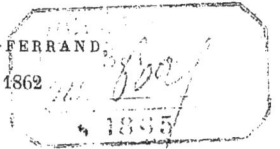

Par

L. HALBRON

Docteur en médecine
Médecin aide-major de première classe

PARIS

J.-B. BAILLIÈRE ET FILS

LIBRAIRES DE L'ACADÉMIE IMPÉRIALE DE MÉDECINE

Rue Hautefeuille, 19

LONDRES	NEW-YORK	MADRID
HIPPOLYTE BAILLIÈRE	BAILLIÈRE BROTHERS	C. BAILLY-BAILLIÈRE

1865

Paris. -- Imprimerie VALLÉE. 15, rue Breda.

INTRODUCTION

Après avoir consacré un court chapitre à l'historique de la question, j'esquisserai rapidement l'histoire de l'épidémie de goître aigu qui a atteint le 27e de ligne et le premier régiment de hussards pendant l'été de 1862.

J'aborderai ensuite l'étude de l'étiologie et du traitement du goître aigu en exposant les réflexions que m'a suggérées l'observation attentive des faits et des conditions au milieu desquelles ils ont surgi.

HISTORIQUE

Le goître aigu était-il inconnu des Anciens?

Le docteur Artance (note lue à la Société médicale de Clermont, séance du 4 mars 1861) se basant sur de nombreuses et savantes recherches, soutient que cette maladie était connue de tout temps.

Galien, sous le nom de παρασυναγχη; les auteurs du dix-septième siècle, sous celui d'*angina notha,* d'*angine fausse* ou d'*angine externe* parleraient d'une affection épidémique durant de quarante-huit heures à quelques jours et constituée surtout par un engorgement des glandes thyroïdiennes.

Les textes cités par M. Artance s'appliquent-ils réellement au goître aigu?

La question est sujette à controverse; je laisse à de plus érudits que moi le soin de l'élucider, et je me hâte d'arriver aux travaux modernes qui donnent des indications positives et incontestables.

Dans le tome III du *Journal de médecine militaire* publié par de Horne en 1784, on trouve une mention précise de l'engorgement temporaire du corps thyroïde ; elle a été fournie par Charmeil, médecin-major, qui dans une topographie médicale de Mont-Dauphin, parle de trois soldats entrés à l'hôpital militaire le 20 décembre 1784, lesquels étaient atteints d'engorgement considérable de la glande thyroïde.

Les documents publiés dans le recueil des mémoires de médecine militaire (tome XII de la 2e série p. 241-260) mentionnent tous les rapports adressés au conseil de santé depuis 1812, relativement au goître aigu dans l'armée.

Des épidémies de goître temporaire observées dans des pensionnats, des colléges et des séminaires ont été signalées par Percy (Rullier, *Dict. des sciences méd.*, t. XVIII, p. 589), Lavort (discours prononcé à la séance de rentrée de l'école de méd. de Clermont par Fleury père en 1833) et M. Guyton d'Autun (*Journal des conn. méd. et chir.*, juillet 1852, p. 386).

MM. Nivet (*Revue méd. chir. de Paris*, décembre 1852, p. 332) Fleury (*Gaz. méd. de Paris*, 1861, p. 510) et Dourif (*Note sur quelques cas de goître aigu*, Clermont, 1862, extraite des *Mém. de l'Acad. de Clermont*) ont rendu compte des faits qu'ils ont observés dans les salles militaires de l'Hôtel-Dieu de Clermont-Ferrand.

Mais les travaux les plus importants sur cette question de pathologie pour ainsi dire spéciale à l'armée, ont été publiés par le recueil des mémoires de médecine et de chirurgie militaires.

On y trouve, en suivant l'ordre chronologique, les intéressantes recherches consignées dans des notes, rapports ou mémoires par Ulysse Chevalier, MM. Collin, Artigues,

Gérard, Pastoret, Larivière, Lanel, Tellier, Gouget, Mo-
relle, Rozan, Courcelle-Seneuil, Hédoin et Bresson (1).

Dans un premier travail (*Topographie médicale de Clermont-Ferrand*) adressé au conseil de santé, j'ai étudié les
épidémies de goître aigu observées à diverses reprises
dans la garnison de Clermont, et j'ai insisté particulière·
ment sur celle qui, en 1860, avait atteint 49 soldats du
8ᵉ régiment de ligne.

En 1861, alors que le reste de ce régiment était parti
pour le camp de Châlons, le bataillon de dépôt fit encore
entrer à l'hôpital onze goîtreux.

Le 1ᵉʳ régiment de hussards, arrivé en Auvergne à la
fin du mois de mai, présenta, durant tout l'été, la même immunité dont avait joui en 1860 le 1ᵉʳ de lanciers.

Au mois de septembre arriva le 27ᵉ de ligne.

Dès le 24 février 1862, il y eut un cas de goître aigu
parmi les compagnies d'infanterie détachées à Billom ; et
parmi celles de Riom, trois goîtres se manifestèrent pendant le mois de mars.

Deux hussards, atteints d'engorgement thyroïdien, en-
trèrent à l'Hôtel-Dieu à Clermont, l'un le 9, l'autre le 26
avril.

Durant le mois de mai, il n'entra à l'hôpital qu'un seul
goîtreux appartenant au 27ᵉ de ligne.

Au mois de juin, le mal prit une grande extension dans
ce régiment, il y atteignit 21 hommes, et 2 seulement au
1ᵉʳ des hussards.

Celui-ci ne fournit que quatre goîtreux pendant le mois

---

(1) Voyez. Recueil des mém. de méd. milit :

1ʳᵉ Série, tome XXIX, p. 323.
2ᵉ Série, tome XII, page 261 ; tome XIII, p. 39 et 152.
3ᵉ Série, tome II, p. 83, 91 et 95; t. III, p. 369; t. VI, p. 1; t. VII, p. 2S
t. VIII, p. 438; t. X, p. 180, 271 et 343 ; t. XI, p. 133 et 455; t. XII, p. 27

de juillet, tandis qu'il y en eut dix-huit dans le régiment d'infanterie.

On pouvait jusqu'alors espérer de voir la cavalerie, comme les années précédentes, jouir d'une immunité au moins relative. Mais la face des choses changea à partir du mois d'août. Huit hussards furent atteints dans le courant de ce mois, six autres en septembre, et enfin deux en octobre, tandis qu'au 27e de ligne l'épidémie avait diminué; on n'y compta plus que sept nouveaux cas au mois d'août et deux en septembre.

L'effectif moyen des troupes présentes à Clermont, pendant ces mois, était de 1,166 hommes pour l'infanterie et de 664 pour la cavalerie.

Il y eut en tout soixante-dix-sept malades, dont vingt-quatre pour le 1er hussards et cinquante-trois pour le 27e de ligne.

L'affection se développait insensiblement et à l'insu des malades. La date de l'invasion remontait généralement de quinze jours à un mois. Les soldats ne s'apercevaient de leur maladie que par le volume insolite que présentait la partie antérieure du cou, par la gêne produite par leurs cols de chemise devenus trop étroits, par l'impossibilité d'agrafer le collet de leur veste ou tunique, ou bien parce qu'on appelait leur attention sur ce point.

Beaucoup d'entre eux étaient essoufflés lorsqu'ils faisaient des ascensions, étant chargés de leur sac, ou lorsqu'ils se livraient à des exercices fatigants. Mais cette gêne de la respiration n'était pas assez considérable, surtout au début de la maladie, pour les décider à se présenter à la visite du médecin.

Souvent les malades se plaignaient, non de leur goître, mais de douleurs à la gorge ou dans les oreilles, de quelque difficulté de la déglutition; ils présentaient quelques symptômes d'angine ou d'otite légère, et parfois de laryngite.

La tumeur siégeait à la partie antérieure et inférieure du cou, au-dessus de la fourchette sternale, entre les attaches inférieures des muscles sterno-cléido-mastoïdiens.

Elle était plus ou moins saillante, arrondie, s'étendant plus dans le sens transversal que dans le sens longitudinal.

L'augmentation de volume portait tantôt sur la masse totale de la glande, tantôt sur la partie médiane ; d'autres fois sur les deux lobes latéraux ou sur l'un des deux seulement. En général, on remarquait, comme toujours, une prédominance d'engorgement du côté droit.

Sur les cinquante-quatre goîtres que j'ai notés, on compte ving-sept trilobés, seize bilatéraux, quatre médians, quatre droits et trois gauches. Dans ces derniers, le lobe hypertrophié isolément remontait assez haut, jusque vers l'angle de la mâchoire.

Presque tous les goîtres offraient la même consistance sans avoir le même volume ; ils étaient mous et souples, offrant peu de densité, indolents à la pression, sans changement de coloration de la peau ; la tumeur semblait résulter d'une hyperémie congestive, d'un premier degré d'hypertrophie plus ou moins active.

Quelques goîtres trilobés ayant acquis un grand développement présentaient des noyaux indurés.

Dans cinq ou six cas, on a constaté des kystes siégeant à la partie inférieure de la tumeur, sphériques, mobiles, plus ou moins dépressibles et dont le volume variait depuis celui d'une noisette jusqu'à celui d'un œuf de pigeon.

La circonférence du cou mesurait, pour la plupart des malades, de 36 à 38 centimètres.

Mes cinquante-quatre observations fournissent les chiffres suivants :

Pour deux enfants de troupe : 1 de 30 centimètres.

—	1 » 31	»	
Pour les adultes :	1 » 34	»	
—	1 » 35	»	
—	1 » 35	»	1|2
—	12 » 36	»	
—	15 » 37	»	
—	9 » 38	»	
—	4 » 39	»	
—	1 » 40	»	
—	6 » 41	»	
—	1 » 42	»	
—	1 » 43	»	

Chez tous les malades on constatait, pendant tout le temps de leur séjour à l'hôpital, une augmentation assez considérable du volume de la tumeur vers le soir ; pareil fait a déjà été signalé dans d'autres épidémies de goître aigu.

Cette affection offrait en général peu de gravité, elle ne provoquait pas de réaction générale et ne déterminait d'autres troubles fonctionnels qu'une légère gêne de la respiration, se traduisant par de l'essoufflement aussitôt que le malade se livrait à un exercice nécessitant quelque effort.

Chez plusieurs malades, le goître était compliqué de phénomènes inflammatoires du côté du pharynx ou du larynx; chez quelques autres, les mouvements de la mâchoire inférieure étaient douloureux.

D'une manière générale, l'état de la circulation n'offrait rien de particulier. Cependant, on a constaté que dans quelques cas, les veines superficielles du cou étaient plus apparentes que d'ordinaire; que la face se congestionnait facilement. Sauf quelques rares exceptions, les battements du cœur étaient réguliers et les bruits normaux.

Il nous reste à noter que quelques malades avaient la voix enrouée et rauque.

Aucun officier ni sous-officier n'a été atteint.

Tous les goîtreux ont été traités dans les salles militaires de l'Hôtel-Dieu de Clermont, dans le service de M. Au-clerc.

Ils ont été soumis à des traitements variés qui n'ont guère eu plus d'efficacité les uns que les autres.

On a essayé tour à tour la médication iodée, *intus et extra*, les bains de vapeur, les altérants, tels que le calomel, soit seul, soit associé à l'extrait de ciguë ; ces divers moyens ont amené peu de guérisons, puisque sur soixante-dix-sept malades, vingt seulement sont sortis guéris, ou à peu près, et que les cinquante-sept autres ont été envoyés en congé de convalescence par suite de l'inefficacité du traite-ment.

Les goîtres diminuaient très-lentement ; la plupart res-taient stationnaires ; quelques-uns ont même augmenté d'un centimètre à deux pendant le séjour à l'hôpital.

Les vingt hommes guéris ont subi quatre cent soixante et une journées de traitement ; pour les cinquante-sept autres, qui ont été traités pendant 1,973 jours, on trouve une durée moyenne de trente-quatre jours.

Ces résultats peu satisfaisants ont lieu de surprendre, surtout lorsqu'on les compare au grand nombre de guéri-sons obtenues à Clermont dans les épidémies précédentes, par des moyens curatifs analogues.

Mais, si l'on considère que dans les hospices civils les malades ne sont pas soumis à une surveillance très-active, que les prescriptions des médecins traitants ne sont pas toujours rigoureusement exécutées, on trouvera peut-être en partie l'explication du peu de succès des diverses mé-dications employées.

Les hommes atteints de goître, peu désireux de guérir d'une indisposition qui ne les gênait pas beaucoup, ne prenaient peut-être pas leurs médicaments, dans le but d'obtenir un congé de convalescence qu'on accordait avec facilité.

Ils échappaient, d'ailleurs, d'autant plus aisément à toute surveillance, qu'ils étaient réunis en grand nombre dans un seul et même service. Aussi, n'était-il pas rare de les voir se promener dans la cour, vêtus légèrement, la tête nue et le cou entièrement découvert.

On comprendra que la guérison était difficile dans de telles conditions.

ÉTIOLOGIE

J'apprécierai d'abord l'ensemble des causes inhérentes
aux individus affectés, telles que l'âge, la constitution, le
tempérament, etc. ; quoique l'examen de ces causes pré-
disposantes ne fournisse en général qu'une donnée plus
ou moins négative.

J'aborderai ensuite l'étude des causes déterminantes, en
cherchant à démêler celles qui agissent spécialement sur
la production du goître aigu à Clermont-Ferrand, et en
tenant compte de toutes les conditions topographiques,
atmosphériques et climatériques qui me paraîtront suscep-
tibles d'éclairer un point quelconque du problème encore
si obscur de l'étiologie du goître aigu.

Age. — Le plus grand nombre des malades étaient
âgés de vingt-six à vingt-sept ans, depuis longtemps
aguerris aux fatigues du service militaire ; voici, sous ce
rapport, le tableau fourni par le dépouillement de mes
observations :

1	de	14 ans.	
1	»	15 »	} Enfants de troupe.
1	»	19 »	
1	»	21 »	
8	»	22 »	
10	»	23 »	
14	.»	24 »	
5	»	25 »	
9	»	26 »	
2	»	27 »	
1	»	30 »	
1	»	45 »	

.54.

Constitution et tempérament. — L'épidémie dont je m'occupe a frappé tous les tempéraments ; il y a même une légère prédominance des tempéraments sanguins et lymphatico-sanguins sur les lymphatiques. La plupart des soldats atteints étaient des jeunes gens robustes et d'une forte constitution ; rien chez eux ne semblait indiquer une prédisposition au goître.

Lieu d'origine; hérédité. — Les malades, interrogés sur leurs antécédents, ont tous déclaré que ni eux ni les membres de leurs familles n'avaient jamais eu le goître.

Quant aux départements dont ils sont originaires, voici comment ils se répartissent pour les soixante-dix-sept malades :

1 pour les départements suivants : l'Aisne, l'Ardèche, la Corse, le Jura, la Loire, la Lozère, la Haute-Marne, la Meuse, la Moselle, le Nord, le Pas-de-Calais, la Haute-Saône, la Seine-Inférieure, le Var, la Vienne et l'Yonne.

2 pour les Côtes-du-Nord, la Dordogne, les Landes, l'Oise, les Basses-Pyrénées, le Tarn-et-Garonne, la Vendée et les Vosges.

3 pour l'Ariége, la Loire-Inférieure, le Morbihan.

4 pour le Finistère et le Bas-Rhin.

5 pour la Seine.

6 pour le Gard.

8 pour la Savoie.

Etenfin 9 pour l'Isère,

En voyant les départements de la Savoie et de l'Isère, où le goître est endémique, fournir un contingent si considérable à l'épidémie, on serait tenté de croire que l'origine des individus peut être considérée comme une cause prédisposante. Cependant on ne peut tirer de ce fait une conclusion bien rigoureuse, car il faut tenir compte de la diversité des cantons, dans plusieurs desquels le goître est loin d'être endémique, et, à l'exception de cinq d'entre eux, les malades, originaires de ces pays, ont affirmé d'une manière péremptoire, qu'ils n'ont pas connu de goîtreux ni dans leur famille ni dans leur village natal.

Conditions hygiéniques. — On ne peut invoquer, pour expliquer la production du goître épidémique à Clermont, ni l'habitation, ni le régime des soldats.

Le 27e de ligne était disséminé dans cinq casernes, dont l'une est située à Montferrand, à 2 kilomètres de la ville; toutes les cinq ont fourni des goîtreux; mais celle qui, proportionnellement, en a fourni le plus, c'est la caserne du Grand-Séminaire, qui présente pourtant les meilleures conditions de salubrité.

Même observation en ce qui concerne le 1er régiment de hussards. Le Quartier-Neuf, qui a fourni les deux tiers des malades (dix-sept sur vingt-quatre), est fort bien situé, parfaitement exposé et offre un ensemble de conditions hygiéniques très-favorables.

On ne peut donc tirer aucune conclusion probante de l'emplacement et de l'habitation.

Il en est de même en ce qui concerne le régime alimentaire. Les vivres ne sont pas chers en Auvergne, et le soldat y est généralement bien nourri ; le vin est abondant et à bon marché, et les cavaliers particulièrement, en faisaient un assez large usage. La production du goître, à Clermont, ne saurait donc être attribuée à la privation de liqueurs fermentées, ni à la mauvaise qualité ou à l'insuffisance de l'alimentation.

On serait aussi peu fondé à accuser la mauvaise qualité des eaux potables, qui sont très-pures et laissent fort peu de résidu. Certaines parties de la ville devraient être plus richement approvisionnées ; mais il n'y a absolument rien à reprendre à la qualité des eaux que consomment les habitants et la garnison de Clermont-Ferrand.

Je crois qu'il y a plutôt à tenir compte de leur trop grande fraîcheur ; je reviendrai sur ce point tout à l'heure.

Trouverons-nous une cause productrice du goître dans les fatigues qu'occasionnent les manœuvres et les exercices durant la saison d'été ?

Frappé de l'immunité qu'a présentée la cavalerie pendant les épidémies observées à Clermont en 1851 et 1860, j'avais pensé qu'on pouvait attribuer l'invasion du goître dans l'infanterie à des causes particulières auxquelles les cavaliers n'étaient pas soumis, telles que la nécessité de gravir journellement en portant le sac des sentiers abrupts et des montées rapides pour aller soit aux manœuvres, soit au tir à la cible dans le ravin de Gravenoire. Mais ces explications allaient être contredites par les faits, lorsqu'à Clermont même le régiment de cavalerie fut atteint en 1862 dans des proportions presque aussi fortes que l'infanterie.

C'est donc ailleurs qu'il faut chercher la cause réelle de la production du goître aigu.

Presque tous les auteurs qui ont traité cette question ont plus ou moins explicitement reconnu comme une des causes du développement des épidémies de goître dans l'armée, l'habitude malheureuse qu'a le soldat de se débarrasser sans précaution de ses habits, de sa cravate pendant qu'il a le corps couvert de sueur, de s'exposer ainsi aux courants d'air, et de s'ingérer brusquement une grande quantité d'eau froide.

A Clermont particulièrement où l'eau, provenant des sources de Royat, a une température très-basse en été (10 degrés environ), tous les observateurs ont été d'accord pour admettre qu'en ingérant brusquement de l'eau froide pendant que le corps est en sueur, on pouvait déterminer une stase sanguine subite dans la glande thyroïde; laquelle stase sanguine souvent répétée amènerait l'hypertrophie.

Le docteur Nivet pense que c'est la seule et vraie cause de la production du goître épidémique; mais c'est peut-être se montrer trop exclusif. Il faut à mon avis prendre en sérieuse considération et placer en première ligne une autre circonstance particulière au climat de Clermont : je veux parler de l'excessive variabilité de température due au voisinage des montagnes. Il est peu de contrées en France où la température change aussi brusquement et aussi souvent que dans la capitale de l'Auvergne. Le 7 février 1862, par exemple, le thermomètre marquait + 10,2, à une heure de l'après-midi ; le lendemain à la même heure, il était descendu à — 7. Pareilles variations s'observent en été après les orages. De plus les matinées et les soirées sont excessivement fraîches, même pendant la saison des chaleurs. Ces changements brusques de température déterminent un grand nombre de maladies inflammatoires et catarrhales ; les angines, les laryngites et les bronchites sont très-fréquentes à Clermont; de là aussi proviennent des adénites et des stomatites nombreuses parmi les militaires de la garnison.

Si l'on considère que pendant les factions de nuit,

durant les manœuvres matinales, les soldats sont exposés
si fréquemment à toutes ces causes de refroidissement
brusque ; que dans la journée, ils ne prennent aucune
précaution pour éviter dans leurs chambres les courants
d'air froid, il n'est pas étonnant de les voir contracter si
souvent des angines, des ophthalmies, des otites, des
adénites cervicales et de voir se développer des thyroïdites
aiguës quand ces mêmes causes agissent avec une certaine
persistance.

Ne peut-on pas, pour ces goîtres aigus, se baser sur les
mêmes données étiologiques que tout le monde s'accorde
à admettre pour l'adénite cervicale depuis que M. le baron
H. Larrey a fait ressortir d'une manière si heureuse les
conditions dans lesquelles cette adénopathie se développe
chez les militaires ?

Dans le remarquable mémoire sur l'adénite cervicale (1),
M. l'inspecteur Larrey indique comme ayant une certaine
importance étiologique les causes suivantes: « Les varia-
» tions atmosphériques, l'air froid et humide, la suppression
» instantanée de la transpiration. »

Il dit plus loin (p. 290) : « Le froid et en particulier le
» froid humide , n'agit pas seulement comme cause
» générale, soit par un effet prolongé, soit par un effet
» passager, en supprimant, par exemple, la transpiration,
» il agit encore ici comme cause locale de l'affection.....
» J'ai pu faire la même remarque pour des douleurs
» rhumatismales, des ophthalmies, des otites, des amyg-
» dalites dues à la même cause. »

N'est-on pas autorisé, par l'étude attentive des faits, à
ajouter la thyroïdite aiguë à la série des affections précé-
demment citées ?

Il est rationnel d'admettre par analogie que la production

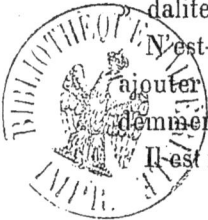

---

(1) *Mémoires de l'Académie de médecine*, t. XVI, p. 287.

du goître aigu est due principalement aux variations subites de température, à l'action du froid humide et à la suppression instantanée de la transpiration.

Ces causes déterminent des réactions brusques, une stase sanguine dans les glandes du cou, aussi bien dans la thyroïde que dans les autres glandes cervicales.

De là, un certain état subinflammatoire, une excitation et une congestion anomales qui souvent répétées finissent par amener une véritable hypertrophie.

Ce qui m'a confirmé dans cette idée et m'a fait considérer la thyroïdite aiguë comme étant de la même espèce nosologique que les angines et les amygdalites, c'est que dans un grand nombre de cas j'ai observé la coïncidence de l'une ou l'autre de ces maladies avec le goître aigu.

Une seule et même cause avait engendré le goître en même temps que l'angine ou l'otite légère dont se plaignaient les malades, et ces affections avaient un lien de parenté assez étroit et étaient de même nature.

Ces considérations étiologiques qui expliquent le développement du goître aigu à Clermont-Ferrand, sont-elles applicables aux épidémies de Briançon, de Neuf-Brisach, de Colmar, etc. ? Je suis loin de l'affirmer.

A Briançon, l'altitude et les conditions particulières y afférentes jouent sans doute un grand rôle dans les productions des épidémies de goître aigu. Mais là aussi on retrouverait peut-être les variations brusques de température et les données étiologiques que j'ai invoquées pour Clermont.

Y a-t-il quelque chose d'analogue à Colmar et dans les autres localités où l'on a observé et décrit le goître aigu ? Je ne sais.

Ce n'est que l'étude attentive et persévérante de toutes les conditions atmosphériques, climatériques et topographiques de chaque région qui peut faire trouver la solution de cette question encore si obscure.

Le problème est complexe ; c'est donner beaucoup de prise à l'erreur et à la contradiction que de vouloir assigner une cause unique et invariable à des phénomènes pathologiques se produisant à des altitudes si diverses, dans des conditions et des pays aussi différents les uns des autres que Briançon et Colmar, que Clermont-Ferrand et Neuf-Brisach.

TRAITEMENT

On a préconisé depuis longtemps la médication iodée dans le traitement du goître aigu en se basant sur des idées théoriques dont la justesse est loin d'être démontrée.

Aussi a-t-on compté de nombreux insuccès! Dans les dernières épidémies de Colmar et de Clermont, on n'a certes pas eu à se louer des résultats curatifs obtenus par l'iodure de potassium et la teinture d'iode.

Au lieu d'avoir pour tous les cas de goître indistinctement, une méthode thérapeutique toujours uniforme, il serait bon de chercher à bien différencier les divers cas, et à se guider d'après les indications qu'on peut tirer du degré plus ou moins avancé de l'hypertrophie de la glande thyroïde, de l'idio-syncrasie et du tempérament du malade, quelquefois des causes toutes particulières qui semblent avoir engendré l'épidémie.

C'est ainsi que le docteur Dourif se décida à prescrire

aux douze malades qu'il eut à traiter pendant les mois d'août et septembre 1860, non de l'iodure de potassium qui avait échoué chez des malades d'un autre service, mais de nombreux bains de vapeur, avec recommandation aux hommes de se coucher en sortant du bain. Il leur prescrivit en même temps de se tenir le cou enveloppé et d'éviter le refroidissement dans les cours de l'hôpital.

Il fut amené à l'idée d'employer cette méthode de traitement parce qu'il lui semblait que la maladie étant née après une longue suite de jours froids et humides, devait être combattue efficacement par les révulsifs cutanés énergiques, tels que les bains de vapeur.

Cette médication réussit bien, tous les douze goîtreux guérirent après une durée moyenne de dix-neuf jours de traitement.

Pendant l'épidémie que j'ai observée, un certain nombre de malades ont été traités par M. Auclerc de la même manière, et il a obtenu par cette médication un plus grand nombre de guérisons que par les autres méthodes de traitement.

Il serait désirable de voir ce moyen thérapeuthique soumis à l'expérience si de nouvelles épidémies venaient à se produire.

Que chez les hommes débilités et à tempérament lymphatique, à complexion molle, on emploie la médication iodée, rien de mieux. Mais chez les hommes robustes et à tempérament sanguin, il y aurait tout avantage, ce me semble, à employer les révulsifs cutanés, les bains de pied sinapisés, etc., comme on le fait pour les angines et les amygdalites.

On aura recours aux boissons diaphorétiques et aux bains de vapeur.

On aura soin de soustraire les malades à toute cause de

refroidissement et on veillera strictement à ce qu'ils aient constamment le cou recouvert d'une cravate de laïne ou d'une couche de coton cardé à laquelle on superposera un morceau de taffetas ciré.

PROPHYLAXIE

Il est difficile, je crois, d'indiquer des règles de conduite applicables à toutes les garnisons : il faut tenir compte des influences climatériques de chaque localité.

A Clermont-Ferrand, par exemple, il serait utile, quand on craint une invasion d'épidémie de goître, de ne pas faire les exercices et les manœuvres à une heure trop matinale, comme cela se fait souvent ; les hommes se refroidissent facilement, surtout lorsqu'ils restent longtemps à cheval, par suite de la grande humidité de l'air.

Il faut, autant que possible, empêcher les soldats de se gorger d'eau froide quand ils reviennent de l'exercice, le corps en sueur.

On doit veiller encore à ce qu'il n'y ait pas de courants d'air dans leurs chambres au moment où ils se déshabillent, et à ce qu'ils ne se débarrassent pas trop brusquement de leurs vêtements et de leur cravate, au retour des manœuvres.

On ne négligera aucune des mesures hygiéniques que tout le monde s'accorde à recommander en pareil cas : régime alimentaire bon et substantiel, allocations supplémentaires de vin, etc.

Les amygdalites, les angines, les engorgements thyroïdiens si légers qu'ils soient, seront traités dès le début.

Et enfin, si malgré toutes ces précautions, l'épidémie prenait de l'extension, il ne faudrait pas hésiter à provoquer un changement de garnison.

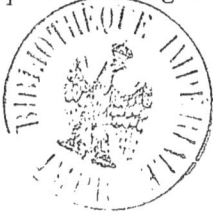